INSTITUT

POUR LE

REDRESSEMENT DES MEMBRES

Fondé à Pontarlier (Doubs).

Par J. F. Louvrier de Friard,

DOCTEUR EN MÉDECINE DE LA FACULTÉ DE PARIS;
CHIRURGIEN CHARGÉ DU SERVICE DE SANTÉ DES TROUPES DÉTACHÉES DANS LES GAR-
NISONS DE PONTARLIER ET DU FORT DE JOUX; MEMBRE DE L'ACADÉMIE, DE
L'INDUSTRIE AGRICOLE, MANUFACTURIÈRE ET COMMERCIALE, DE LA
SOCIÉTÉ FRANÇAISE DE STATISTIQUE UNIVERSELLE, DE LA
SOCIÉTÉ ROYALE D'HORTICULTURE, DE LA SOCIÉTÉ
ENCYCLOPÉDIQUE DES NATIONS, DE LA SO-
CIÉTÉ GÉOLOGIQUE DE FRANCE;
INVENTEUR BREVETÉ DE SA
MAJESTÉ LE ROI DES
FRANÇAIS.

⸻◦❋◦⸻

PONTARLIER.

—

1841.

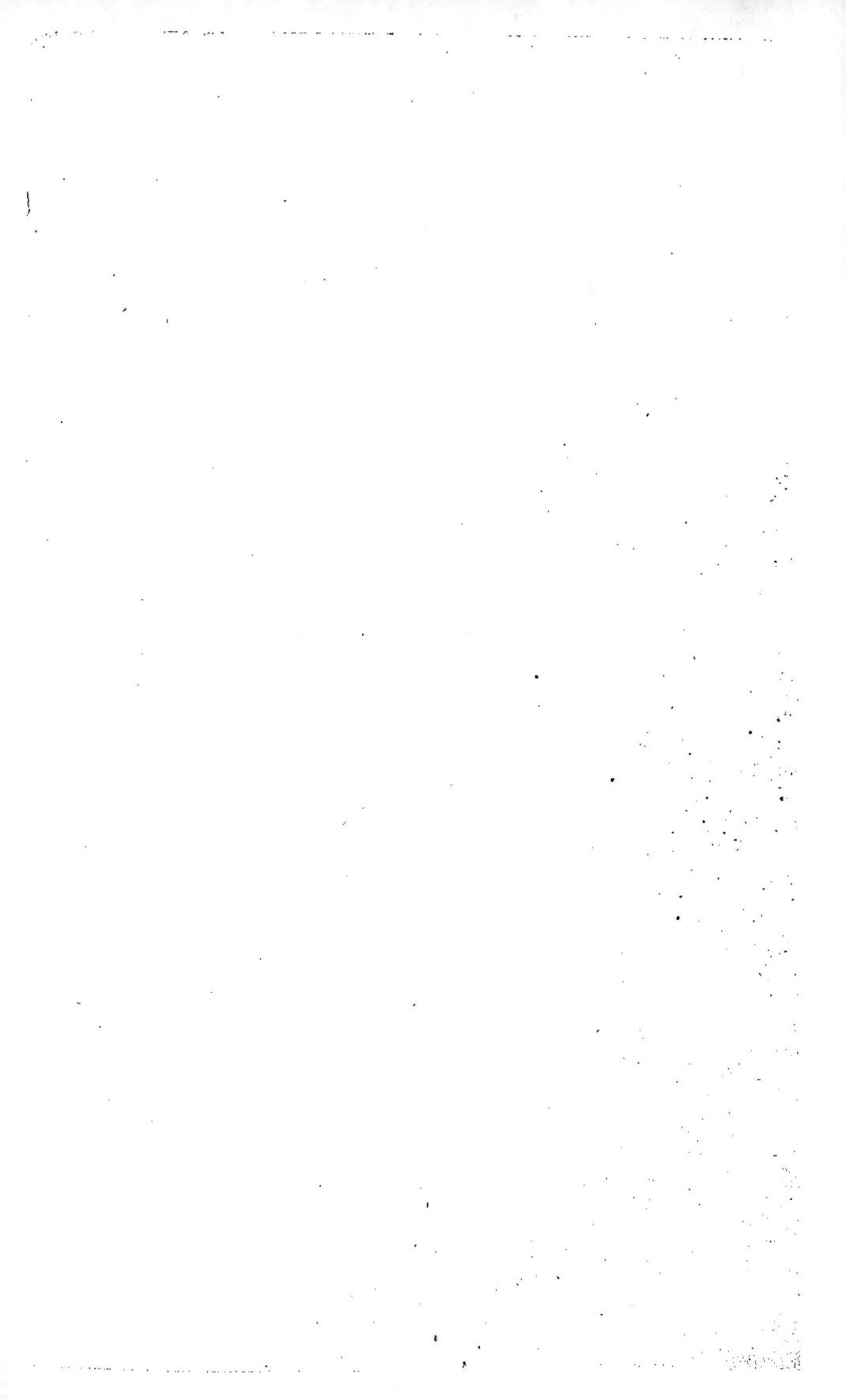

Te $^{112}_{33}$

INSTITUT

POUR LE

REDRESSEMENT DES MEMBRES

Fondé à Pontarlier (Doubs).

Par J. F. Louvrier de Friard,

DOCTEUR EN MÉDECINE DE LA FACULTÉ DE PARIS;
CHIRURGIEN CHARGÉ DU SERVICE DE SANTÉ DES TROUPES DÉTACHÉES DANS LES GAR-
NISONS DE PONTARLIER ET DU FORT DE JOUX; MEMBRE DE L'ACADÉMIE, DE
L'INDUSTRIE AGRICOLE, MANUFACTURIÈRE ET COMMERCIALE, DE LA
SOCIÉTÉ FRANÇAISE DE STATISTIQUE UNIVERSELLE, DE LA
SOCIÉTÉ ROYALE D'HORTICULTURE, DE LA SOCIÉTÉ
ENCYCLOPÉDIQUE DES NATIONS, DE LA SO-
CIÉTÉ GÉOLOGIQUE DE FRANCE;
INVENTEUR BREVETÉ DE SA
MAJESTÉ LE ROI DES
FRANÇAIS.

PONTARLIER.

1841.

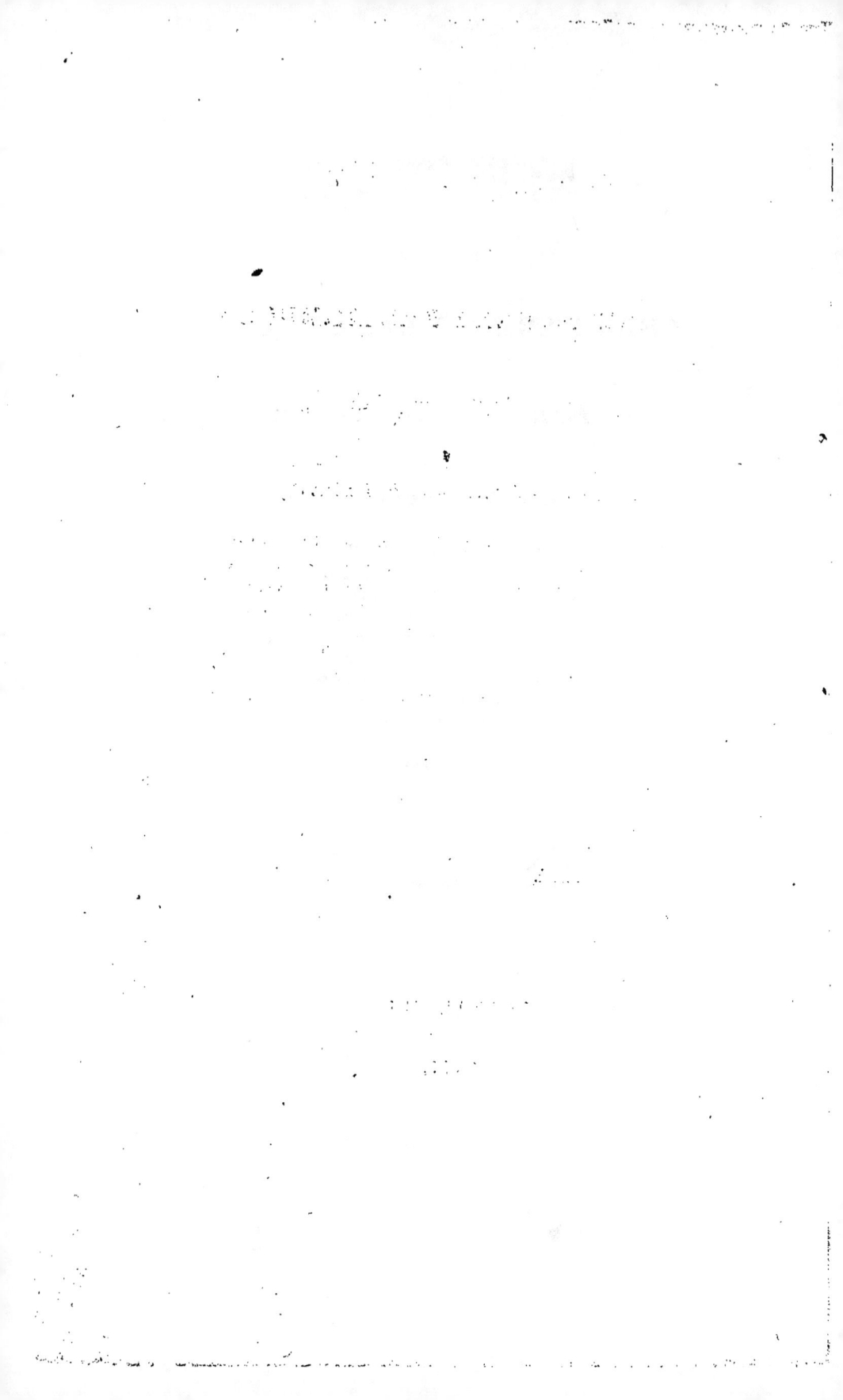

AU LECTEUR.

La rivalité de profession engendre souvent la jalousie et fait avorter des découvertes qui enrichiraient le domaine des connaissances utiles à l'humanité.

Empressons-nous de dire que les hommes qui excellent le plus dans la carrière sont aussi supérieurs par la noblesse du caractère que par la profondeur du savoir. Je citerai entr'autres MM. Marjolin, Andral, Blandin, Louis, Orfila, Roux, Ferrus, Bouvier, etc., qui m'ont témoigné un intérêt si honorable et si touchant, qu'il me suffirait pour me consoler des injustices des confrères dont j'ai à me plaindre, et raffermir mon courage.

Mais il n'en est pas moins vrai que l'envie, cette passion dégradante est très remarquable et très vivace chez quelques médecins, surtout dans la capitale.

Dès qu'un esprit inventif apparaît pour étendre les bornes de la science, on ne manque pas de lui prodiguer les épithètes d'*empirique*, de *charlatan*, d'*industriel*, etc.

Si parfois on lui témoigne dès l'abord certains égards qui semblent inspirés par un sentiment de fraternité et par l'amour du progrès scientifique, l'hypocrisie ne tarde pas à se démasquer : bientôt l'on reconnaît que les empressements et les circonventions dont l'auteur d'une découverte était l'objet, n'avaient pour but que de savoir son secret pour en tirer un profit personnel à son préjudice.

Telle fut ma destinée, lorsqu'après dix ans de sacrifices et des succès incontestables dans l'emploi d'un procédé propre à opérer la guérison des ankyloses, j'allai pour le faire connaître à Paris. Après avoir fait cinq opérations dans mon département avec le succès le plus incontestable, les suffrages les plus honorables m'engagèrent à pousser plus loin mon entreprise. M. le Préfet du Doubs, jugeant ma découverte digne de faire honneur à son département, m'adressa avec les recommandations les plus pressantes à M. le Ministre du commerce qui m'accueillit d'une manière bienveillante, et demanda lui-même à l'académie de médecine la nomination d'une commission chargée d'examiner mon instrument, ma méthode et ma manière d'opérer.

Cette commission et plusieurs centaines de médecins, sous les yeux desquels l'appareil fut mis en fonction, me témoignèrent une satisfaction mêlée de surprise. Bientôt la renommée répandit le bruit de ma brillante innovation. Mais l'éclat de mon succès fut mon écueil. La jalousie s'empara des médecins qui eux-mêmes avaient applaudi à mes plus belles opérations, ainsi que me l'avait fait connaître et pressentir l'honorable ministre M. Cunin-Gridaine. D'un autre côté, les chefs d'établissements orthopédiques voyant s'évanouir le prestige de leur réputation, recoururent à des plumes mercenaires pour décrier mon procédé. M. le Ministre, dans sa prévoyance et voulant assurer quelque récompense à mes sacrifices, me proposa un brevet d'invention que j'acceptai pour mon

malheur; alors la rivalité fut portée au comble de l'irri-
tation ; on poussa le dénigrement et les exagérations jusqu'à prétendre que les douleurs déterminées par mon
procédé égalaient celles de l'écartèlement. Du nombre de
mes détracteurs furent MM. Bourdon, J. Pelletan, Dumont,.
Velpeau, etc. D'autres médecins mieux avisés crurent
que je devais partager avec eux le produit de mes opérations ; ayant repoussé leurs demandes, deux d'entre eux
sont venus au milieu de la nuit, après avoir violé mon
domicile, la menace à la bouche et le poing sous la gorge,
m'arracher de mon lit et me forcer à leur donner 500 fr.
ou ma vie. Voulant éviter malheur, et n'étant pas en force
de riposter (car je fus atterré quand je reconnus ces deux
médecins dont l'un est attaché à la maison du Roi), j'ac-
cédai à leur demande, je remis 500 fr. ; je portai plainte ;
un jugement intervint le 5 mars 1840. Comme des me-
naces m'avaient été faites, même par lettre, je me vis
obligé de quitter Paris ce jour même pour ne pas suc-
comber sous les traits d'escrocs mis au jour. — J'ai cru
devoir donner cette explication ; elle mettra le public à
même de juger les hommes, et les récompenses aux-
quelles doivent prétendre ceux qui, par philanthropie et
dévoués aux progrès des sciences, sacrifient une partie
de leur existence et de leur fortune pour découvrir le
moyen de remédier aux infirmités qui accablent l'espèce
humaine.

DE L'ANKYLOSE.

Les recherches anatomopathologiques entreprises depuis le commencement de ce siècle, mal dirigées, puisqu'elles étaient basées sur une fausse opinion, n'avaient abouti qu'à établir l'incrédibilité de guérir l'ankylose ; les médecins les plus célèbres avaient dit que cette maladie était incurable. Cependant des recherches faites pendant une dizaine d'années m'ont amené à rejeter toutes ces doctrines émises, intimément convaincu de la possibilité du redressement des membres, quelles que fussent même les causes qui auraient pu amener l'infirmité.

L'ankylose est un état propre aux articulations, qui gêne les mouvements, et les abolit quelquefois entièrement. Cet état anormal est toujours le résultat d'une maladie.

Les anciens avaient appelé ankylose cette maladie, probablement parceque les symptômes les plus frappants étaient la courbure, dénomination impropre que nous ne devons pas avoir la vanité de conserver, puisque l'ankylose peut exister sans courbure. Du reste, ce qu'il est important de savoir, c'est qu'en médecine, on appelle ankylose l'état dans lequel se trouve une articulation gênée ou privée entièrement du mouvement.

L'ankylose peut affecter toutes les articulations ; mais elle s'établit plus spécialement dans les articulations ginglymoïdes qu'orbiculaires.

Depuis Hypocrate jusqu'à nos jours, chaque auteur a fait de cette lésion organique des divisions à sa manière. Ne voulant point entrer dans des discussions scientifiques, j'accepterai les dénominations connues sous le nom de fausse ankylose ou incomplète, lorsqu'il existe des mouvements dans l'articulation, et, vraie ankylose ou complète, lorsqu'il y a soudure des os.

Quant aux causes productrices, elles sont très-nombreuses. Je ne chercherai point à les énumérer : ce serait sortir de mon sujet. Du reste, il importe à la personne ankylosée de savoir qu'elle peut être guérie de son infirmité, et que la cause de la maladie ne peut s'opposer à la guérison.

Avant d'entreprendre le traitement de cette maladie, j'avais eu plus d'une fois occasion de disséquer des membres ankylosés; j'avais remarqué que dans les fausses ankyloses, la rétraction des muscles longtemps prolongée rendait aux surfaces articulaires des changements évidents. Ainsi, les parties en contact finissaient par user les cartilages articulaires : d'unies et d'arrondies qu'étaient ces surfaces, elles devenaient aplaties et rugueuses. De là, l'impossibilité d'extension par la force des muscles, et même par les appareils d'extension continue, qui ne peuvent jamais être supportés assez de temps pour amener la jambe à sa rectitude.

Dans l'ankylose complète ou vraie, c'est l'état prolongé d'inaction, joint à l'état maladif de l'articulation, qui détermine une altération profonde dans l'organisation des surfaces articulaires, et procure la réunion de ces mêmes surfaces. Or, dans le premier cas, j'ai pensé qu'une extension forcée romprait d'une part l'action de rétractilité des muscles, et de l'autre, mettrait en contact des surfaces à l'état normal; qu'en conservant ainsi le membre dans sa rectitude pendant plusieurs semaines, la lésion ancienne existant entre les surfaces, finirait par se cicatriser, reprendre son poli et sa forme arrondie, et que la guérison en serait la conséquence.

Dans l'ankylose complète, j'avais appris qu'elle avait, de tout temps, fait le désespoir de la chirurgie, et que les médecins qui auraient osé en entreprendre la cure, seraient considérés comme imprudents et téméraires. Mais je réfléchis cependant qu'il existait un temps dans l'ankylose, où il ne restait plus de trace de l'inflammation dont elle est l'effet ; qu'alors, il n'existe plus qu'une lésion organique : j'osai, avec un pressentiment irrésistible de succès, en entreprendre la guérison.

Je fis confectionner une machine qui est construite de telle sorte que les points d'appui se trouvent sur toute la circonférence de la cuisse, que la force s'applique sur toute la périphérie de la jambe et du pied, de manière à vaincre plus sûrement la résistance qui est au genou. Au moyen de poulies de renvoi, la force d'extension opère ainsi une force de pression qui est en harmonie avec elle.

La machine confectionnée, je me mis à l'œuvre. Mes premières tentatives furent couronnées du succès le plus complet.

L'application d'un appareil très-imparfait fut faite sur un homme âgé de 45 ans, ankylosé complètement, depuis nombre d'années, du genou droit, avec flexion à angle droit, demandant à tout prix qu'on lui coupât la jambe. Malgré l'imperfection de la machine, l'extension ne se fit pas moins promptement, et le membre fut amené à la rectitude en moins de deux minutes. Quelques semaines furent à peine nécessaires pour que cet homme pût se promener dans son village, aidé seulement d'un petit bâton.

Ce résultat à peine connu, les médecins se hâtèrent de le nier, par la seule raison qu'on avait, de tout temps, considéré la chose comme impossible. Plus tard, ces mêmes hommes, voyant que les résultats ne pouvaient être contestés, trouvèrent extrêmement facile une opération qui, selon eux, n'était point méritoire à son auteur, mais purement mécanique.

Enfin, ces confrères, dégageant la question de l'obscurité dont ils avaient voulu d'abord l'envelopper, se contentèrent de faire les suivantes : à la force rien ne peut résister ; l'opération est donc possible ; mais, est-elle utile ? peut-elle rendre le membre à ses fonctions ? et ne doit-elle point déterminer des accidents effrayants ?

Maintenant, si quelqu'un prétendait encore que l'opération fût imposssible, je ne répondrai point par des affirmations transmises de bouche en bouche, et dont personne n'aurait constaté la vérité, ni par des observations recueillies dans l'ombre et dont les sujets n'auraient qu'une existence problématique ; mais par des faits authentiques, par des sujets présentés avant et après l'opération à des hommes compétents, qui les ont soumis à l'examen le plus rigoureux. Je répondrais par des certificats et des lettres des personnes guéries, qui proclament non-seulement une amélioration dans leur état, mais encore une guérison entière et complète. C'est ainsi que, convaincu du succès de la méthode dont je suis l'inventeur, qui m'a coûté tant de recherches et de sacrifices, j'ai voulu opérer publiquement d'abord, en présence de l'école de médecine de Besançon, qui a fait le rapport suivant.

RAPPORT

Sur une opération orthopédique faite par M. le docteur Louvrier, en présence des Membres de l'école de médecine de Besançon.

« Les Professeurs de l'école secondaire de médecine de Besançon, à la demande du docteur Louvrier, de Pontarlier, donnent le présent rapport sur le redressement de l'articulation fémoro-tibiale ankylosée dans la flexion, qu'il a opérée au moyen d'une mécanique orthopédique dont l'idée lui appartient.

» Cette opération a été faite le 4 mai 1839, à 3 heures de l'après-midi, dans la salle des leçons, en présence de toute l'école, de M. le Maire de la ville, d'autres magistrats, d'un grand nombre de médecins et de personnes recommandables.

» Le sujet sur qui elle a été pratiquée est un jeune garçon de 16 ans, enfant de l'hospice de la charité, traité, il y a 3 ans, dans le service de clinique externe, d'une arthrosynovite traumatique du genou gauche. Cet enfant s'était donné, sur le bord externe de la rotule, un coup de serpe qui avait fait une plaie d'un pouce et demi de longueur, et qui pénétrait dans l'articulation. Le bord de la rotule était entamé. Il y avait sept jours que l'accident était arrivé quand le malade entra à l'hôpital, le 15 août 1836. L'articulation enflammée était en pleine suppuration, et avait produit une forte réaction fébrile, et des douleurs excessives. La jambe était fléchie; les souffrances et l'indocilité du malade ne permirent à aucune époque du traitement, de la ramener dans l'extension. Cette maladie fut longue, violente, se compliqua de plusieurs abcès, la plupart extra-articulaires.

» Les accidents aigus ne cédèrent qu'à la fin du sixième mois. La résolution et la cicatrisation eurent lieu dans les trois mois suivants, et le malade sortit de l'hôpital le 23 mai 1837, après un séjour de neuf mois. A cette époque, l'articulation du genou, ankylosée presque dans la demi-flexion, était encore douloureuse et ne permettait au malade de marcher qu'avec des béquilles. Ce ne fut qu'un an plus tard qu'il put les quitter. Il marchait librement, mais en boitant beaucoup.

» Ce fut environ un an après, le 4 mai 1839, que Monsieur le docteur Louvrier fit l'opération qui est l'objet de ce rapport. Elle avait pour but d'étendre l'articulation fléchie et ankylosée, et de lui rendre, c'est l'espoir de l'opération, des mouvements qui permettraient une marche facile et naturelle.

» Au commencement de la séance, la partie malade fut reconnue dans l'état suivant : la jambe gauche fléchie presque à angle droit, le genou revenu au même volume que celui du côté opposé, sans aucune douleur à la pression, ni à la marche, ni aux efforts nécessaires pour s'assurer s'il restait dans la jointure quelque mouvement. Il n'y en avait aucun. La rotule offrait seulement un peu de mobilité latérale.

» La mécanique orthopédique de M. Louvrier parut d'une intelligence parfaite dans sa disposition générale et dans sa double manière d'agir par pression et par extension pour obtenir le redressement du membre. L'exécution des détails a été reconnue on ne peut plus soignée.

» Le sujet, fixé sur cet appareil dans des conditions de solidité et de sûreté susceptibles de prévenir tout accident et d'assurer le succès de l'opérateur, M. Louvrier mettant en mouvement, dans des rapports convenables, deux manivelles dont l'action, par le bénéfice d'un moufle, produisit avec peu d'effort une puissance suffisante pour obtenir le redressement complet du membre dans un temps très-court, et sans de trop fortes douleurs pour le malade. Le membre fut dégagé de l'appareil, et on put s'assurer de sa parfaite extension. L'enfant n'accusait plus de douleurs; il en éprouvait toutefois quand on voulait fléchir la jambe et lui imprimer quelque mouvement. Il essaya de marcher; la souffrance l'en empêcha.

» Transporté à la salle des malades, il fut soigné d'après

les prescriptions de M. Louvrier, par des sangsues, des émollients, des bains et l'application d'un appareil simple et ingénieux, formé de planchettes de sapin et de cuir doux et résistant, placé au-devant du membre pour en assurer l'extension, M. Louvrier surveilla immédiatement ce traitement jusqu'à l'époque de son départ pour Paris.

» C'est quelque temps plus tard, soixante-huit jours après l'opération, que les professeurs de l'école se réunirent pour constater son résultat définitif. Voici l'état dans lequel ils ont trouvé le sujet et le membre, examinés avec soin et la plus scrupuleuse impartialité.

» 1º La santé de l'enfant n'a pas été ébranlée par l'opération. Les douleurs qu'elle a produites n'ont amené aucune réaction fâcheuse. L'enfant se porte aussi bien qu'auparavant.

» 2º La jambe a été ramenée dans une extension parfaite. La marche a lieu, pour le moment, sans douleur, mais avec la raideur et le léger balancement que donne toujours l'ankylose dans l'extension de l'articulation du genre. Ce mode de progression nous semble bien préférable à la marche bercée et claudicante qui avait lieu auparavant.

» 3º L'examen attentif de l'articulation n'y fait reconnaître aucun mouvement. En saisissant la cuisse et la jambe et faisant effort dans le sens de la flexion, l'enfant souffre, mais rien ne cède. On a espéré que des mouvements s'établiraient plus tard. — Pour conclure sur ce fait, nous disons en toute conscience, que l'enfant qui en est l'objet a éprouvé une grande amélioration de sa grave infirmité. Il l'eût portée toute sa vie, dans sa difformité et sa gêne primitives, sans le secours qu'il a trouvé dans le procédé intelligent et hardi de M. le docteur Louvrier. Ce médecin a opéré sous nos yeux, et nous avons pu constater le résultat avantageux qu'il a obtenu dans ce cas particulier. C'est un devoir et une satisfaction pour nous d'en donner une ample et complète attestation. »

Besançon, le 12 juillet 1839.

MM. Bulloz, Villard, Grenier, Desfosses, Tournier, Martin, Corbet, Delacroix, Pécot.

———

Avant cette opération publique, j'avais déjà fait l'expérience sur quatre autres sujets dont le détail suit :

Deuxième opération.

Le premier sujet sur lequel je fis l'application de ma machine fut le nommé Steck, âgé de 45 ans, de la commune des Gras, canton de Morteau, qui avait une ankylose complète du genou droit, suite d'un rhumatisme fibreux. Depuis six ans, cet homme ne ressentait plus de douleurs : la jambe atrophiée était fléchie à angle droit sur la cuisse ; la rotule était déjetée en dehors, de manière à rendre l'usage d'une jambe de bois impossible. Aussi cet homme ne marchait-il qu'à l'aide de béquilles. L'extension s'en fit avec facilité ; aucun symptôme d'inflammation n'en fut la conséquence. Quelques semaines furent à peine nécessaires pour garder la chambre ; puis, il commença à se promener aidé d'un bâton. Après deux mois, l'atrophie avait disparu ; la consolidation fut assez solide pour pouvoir supporter de longues courses à pied. A présent, il ne se ressent plus de son infirmité ; il est complètement guéri : l'articulation et un moment de flexion et d'extension suffisant pour que la progression pût se faire facilement.

Troisième opération.

Le succès que je venais d'obtenir, m'amena aussitôt Delphine Chassot, de la même commune, âgée de 23 ans, qui avait une ankylose au genou droit par suite de tumeur blanche, qui datait de 12 années ; la jambe était tellement atrophiée qu'il ne lui restait que les os recouverts par la peau ; elle était fléchie à angle droit, et la pointe du pied tournée en dehors. La jambe fut amenée à sa rectitude en une demi-minute ; elle fut maintenue dans cet état pendant quelques semaines. Aucune inflammation ne se manifesta dans l'articulation du genou, malgré les craintes que faisait naître sa constitution éminemment lymphatique. Seulement, il survint au pied une tumeur blanche qui s'obséda et donna de la suppuration plusieurs semaines ; ce qui empêcha cette jeune fille de pouvoir se servir de sa jambe aussi tôt qu'elle aurait pu le faire sans cela. A présent, la guérison est complète ; la jambe a repris le volume de l'autre, et les mouvements d'extension et de flexion se font d'une manière ravissante. Voici à ce sujet ce qu'en disait dernièrement l'Impartial de Besançon :

« Delphine Chassot, des Gras, jeune fille de 23 ans, douée d'agréments extérieurs, portait une jambe de bois dès l'âge de 12 ans, sans espoir de recouvrer l'articulation du genou. Ses jeunes compagnes étaient même honteuses de voir le désordre de ses vêtements occasionné par l'appareil locomoteur. En peu de mois, l'art chirurgical a rendu à sa jambe toute souplesse et pleine liberté de mouvements, et au corps toute la grâce et la dignité dont il était susceptible. »

Quatrième opération.

Etienne, de Montperreux, canton de Pontarlier, âgé de 38 ans, avait la jambe ankylosée depuis 18 ans, par suite d'un coup de hache qui lui avait enlevé la rotule et détruit les surfaces articulaires. La jambe était fléchie à angle droit sur la cuisse ; l'ossification des surfaces articulaires était complète ; la marche ne pouvait s'effectuer qu'à l'aide d'un bâton et d'une jambe de bois. Tous les médecins les plus distingués du département avaient été consultés, mais en vain, lorsqu'il se soumit à l'opération. Elle fut faite à Pontarlier, en présence des médecins et des hommes les plus dignes appréciateurs ; elle fut couronnée du plus beau succès. Un des premiers magistrats de la ville, qui avait juré ses grands dieux que l'opération était impossible, fut fort étonné de recevoir la visite de l'opéré cinq semaines après l'opération, débarrassé de sa jambe de bois et de son bâton, marchant librement et la jambe dans l'état de rectitude parfaite. Cet homme a repris les travaux de la campagne, et en supporte la fatigue aussi bien que les hommes auxquels il n'était jamais survenu d'accidents aux membres inférieurs.

Cinquième opération.

Flavien Bertin, des Allemands, canton de Pontarlier, d'un tempérament lymphatique exagéré, avait eu une jambe fracturée à l'âge de deux ans. La réduction n'avait point été opérée ; la jambe se trouvait raccourcie de 6 à 7 centimètres ; de là, la grande difficulté de marcher. Plus tard, une tumeur blanche s'empara de l'articulation du genou ; un développement considérable se fit ressentir dans les os formant l'articulation du genou ; les muscles se rétractèrent et la jambe se fléchit sur la cuisse ; le genou resta douloureux pendant 7 ou 8 années qui précédèrent l'opération. La progression ne pouvait se faire qu'à l'aide de béquilles. Au moment de l'opération, des tumeurs fluctueuses, prêtes à s'obséder, existaient au pourtour du genou ; chose extraordinaire, l'extension fit disparaître tous ces engorgements scrofuleux. Mais la jambe n'a pu reprendre entièrement sa rectitude, étant plus courte que l'autre. Etant obligé de se baisser de ce côté pour rencontrer le sol, le genou s'est légèrement fléchi en dedans ; mais le sieur Bertin n'en a pas moins ressenti les effets

bienfaisants de ma méthode; il est débarrassé de ses béquilles, et s'aide seulement d'un léger bâton pour suppléer
au raccourcissement de sa jambe.

Un phénomène fort curieux et intéressant pour la
science, c'est la disparition des tumeurs qui recouvraient
le genou à l'époque de l'opération. Ce phénomène est
d'autant plus intéressant à savoir, que l'ankylose attaque
plus spécialement les individus lymphatiques et scrofuleux.

Sixième opération, à Paris.

Madame Hugot, âgée de 40 ans, portait à la jambe droite une ankylose presque complète qui lui rendait la jambe
fléchie à angle obtus sur la cuisse. Cette ankylose était le
résultat d'une tumeur blanche. Cette femme, quoique d'un
embonpoint passable n'en avait pas moins un tempérament
lymphatique exagéré ; quelques jours même avant l'opération à laquelle elle fut soumise elle avait dans la partie interne du genou une douleur et une tuméfaction fluctuante
qui ne laissaient aucun doute sur la cause de sa maladie ;
pour surcroît à ces douleurs du genou elle était atteinte de
coxalgie chronique toujours du côté droit. C'était pour cette dernière cause qu'elle avait demandé à entrer à l'hospice
Nécker. Avant de se soumettre à mon procédé elle fut sévè-
rement examinée par les médecins chefs du service de cet
hôpital, et fut même portée à l'académie pendant une séance ; l'avis de ces messieurs fut opposé à la possibilité de
l'opération : malgré cela elle s'y soumit le lendemain en
présence d'un grand nombre de médecins. L'extension dura
une demi-minute. La jambe étant amenée dans sa rectitude, la malade fut immédiatement placée dans un bain où
elle resta deux heures, et d'où on la transporta dans son
lit ; des cataplasmes émolliens furent placés sur son genou,
une petite planchette y fut aussi adaptée pour prévenir la
rétraction des muscles. Les premiers jours elle ressentit

des douleurs dans la jambe et dans la cuisse plus que dans le genou ; enfin ces douleurs ayant disparu après le sixième jour, elle n'en accusa plus que dans la partie où était la tumeur fluctuante avant l'opération. Cette femme, d'une sensibilité extrême, commença après la première semaine à se soutenir un peu sur sa jambe ; néanmoins elle préférait rester dans son lit, disant qu'elle avait bien le temps d'être guérie, se trouvant beaucoup mieux soignée à l'hospice que chez elle. Elle n'a quitté l'hôpital qu'après deux mois ; elle est rentrée chez elle posant parfaitement la plante du pied sur le sol, mais obligée encore pendant quelque temps de s'aider de béquilles. Et si la force du côté opéré n'égalait pas encore celle de l'autre côté, cela venait de la coxalgie dont elle était atteinte avant l'opération. La jambe est aujourd'hui dans l'état de rectitude le plus satisfaisant; seulement les mouvements sont un peu raides dans l'articulation. L'opération n'a déterminé aucune inflammation ; on n'a remarqué ni le plus léger mouvement fébrile, ni le moindre dérangement dans les fonctions digestives. — Guérison.

Septième opération.

Madame Souel de Dijon portait à la jambe droite une ankylose presque complète depuis huit ans ; cette ankylose avait été occasionnée par un rhumatisme inflammatoire goutteux et nerveux. Cette dame, âgée de 34 ans, était douée d'une belle constitution, mais d'un tempérament nervoso-bilieux, le premier élément y dominait surtout ; sous l'influence des causes ci-dessus la jambe droite s'était fléchie à angle droit sur la cuisse. Les eaux de Barrèges, Plombières, Bourbonne, et de plusieurs autres localités avaient été prescrites, et prises sans résultat ; plusieurs années s'étaient écoulées à suivre les médications indiquées par un grand nombre de médecins distingués. Désespérée qu'elle

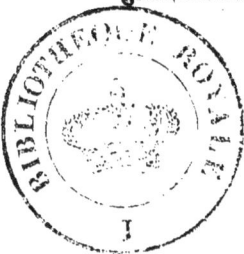

2.

était, madame Souel vint à Paris consulter MM. Marjolin, Blandin et Velpeáu qui lui conseillèrent de se placer
dans une machine à extension continue. Depuis deux ans
elle s'était soumise à ce traitement. L'appareil confectionné
par M. Martin déterminait des douleurs intolérables et un
engorgement considérable de tout le membre. Le désir que
cette dame avait de voir sa jambe ramenée dans sa rectitude lui donnait un courage héroïque. Lorsqu'après deux
ans, ayant de nouveau consulté ces célébrités médicales qui
lui avaient conseillé l'extension continue, elle entendit de
leurs bouches lui dire que puisqu'elle n'avait rien obtenu de
ce procédé, il fallait qu'elle prît son parti, qu'elle n'avait
plus lieu d'espérer, que d'ailleurs les ankyloses avaient de
tout temps fait le désespoir de la chirurgie. Ils lui conseillèrent de retourner chez elle et de ne plus faire de tentatives
pour obtenir l'extension, que ce serait sans résultat. Dans
ce désespoir elle apprit que j'avais fait la découverte
d'un moyen de guérir ces maladies et de redresser le membre ankylosé; elle me fit venir, et de suite elle se soumit à
l'opération qui eut lieu le 30 juillet. L'extension dura une
minute; la douleur ne fut pas très forte; et elle cessa
à l'ablation de l'appareil; comme la précédente, elle fut
mise dans un bain, puis dans son lit, où son genou
fut couvert de cataplasmes narcotiques et maintenu dans
l'extension par la petite planchette; aucune inflammation
ne s'y déclara, des douleurs nerveuses se firent sentir dans
la cuisse et dans la jambe; presque point de douleur dans
le genou; deux ou trois fois des crises nerveuses agitèrent
un peu toute sa constitution, mais elles furent de peu de
durée. Elle ne voulut se lever qu'après que les quinze premiers jours furent écoulés. Dès cette époque elle n'a cessé
de marcher, mais pendant six semaines au moins, en s'ai-
dant toujours d'une béquille et d'un bâton, puis enfin
d'un bâton seulement. A présent elle marche sans secours

étranger, la jambe est dans le plus parfait état de rectitude; il existe de la mobilité dans l'articulation, qui serait
plus étendue si elle eût consenti à imprimer plus de mouvements à sa jambe, et à ne pas la laisser constamment tendue; mais la satisfaction extrême de se voir redressée a
satisfait tous ses désirs. Elle est rentrée chez elle guérie.

Huitième opération.

Madame Villeret, d'un tempérament sanguin-nerveux,
âgée de 38 ans, vit survenir au genou droit une violente
inflammation dont elle ne connut d'autres causes que la
suppression de la transpiration et le refroidissement des
extrémités; cette inflammation exerça des ravages si con-
sidérables que, dès le jour même, elle vit sa jambe se
fléchir à angle aigu sur la cuisse, et depuis, n'a pas été
à même de ressentir le moindre mouvement dans cette
articulation; l'ankylose était complète depuis dix ans. Il
est inutile de dire qu'elle s'était soumise à tous les trai-
temens; cela se conçoit; sœur d'un célèbre médecin de
Paris, elle pouvait par son intermédiaire obtenir les conseils les plus sages, et se soumettre aux médications les
plus heureuses; ce qu'elle avait fait sans résultat, lorsqu'elle recourut à moi; elle fut opérée le 4 août. Malgré
l'ossification des surfaces articulaires, l'extension ne s'en fit
pas moins avec la facilité ordinaire; la jambe amenée dans
sa rectitude fut traitée comme les autres par les bains et les
narcotiques. Cette femme, joyeuse par fois, désespérée
par d'autres, n'a fait que ce qu'elle a jugé le plus con-
forme à ses goûts; elle restait mollement étendue sur un
lit de repos, la nuit et le jour, sans exercer les moindres
mouvements, ce qui était en opposition formelle avec les
conseils qui lui étaient donnés, et la jambe reprit difficilement de la force. Du reste, aucun accident ne s'est
déclaré dans cette articulation malgré l'état complet d'os-

sification. C'est un cas fort intéressant, il mérite d'être remarqué sous tous les rapports : d'abord, pour la cause productrice, puis l'état d'ankylose complète dès le jour de la maladie, puis enfin voir l'opération n'être suivie d'aucun accident; la jambe est dans la rectitude la plus parfaite et l'état le plus rassurant. Elle aurait acquis toute la force qui existe dans l'état normal si elle s'en fût servie comme elle aurait dû le faire. Deux mois ont été nécessaires pour pouvoir, à l'aide d'un léger bâton, se promener dans Paris. A présent la guérison est parfaite.

Neuvième opération.

La neuvième opération a été faite sur un homme de 55 à 60 ans, M. Lequinquis, ancien chancelier du consulat de France à Valparaiso. Cet homme, d'une forte constitution et d'un tempérament sanguin, habitué à faire bonne chère, à vivre splendidement, était devenu goutteux; puis enfin un rhumatisme inflammatoire se développa dans le genou droit, ce membre devint énorme; la tuméfaction lui avait donné deux fois son volume. Cet engorgement considérable du genou avait forcé M. Lequinquis à conserver la jambe dans l'état de flexion; plusieurs années s'écoulèrent pendant lesquelles le rhumatisme exerçait par intervalle son action malfaisante avec plus ou moins d'intensité; enfin, lorsqu'il eut cessé de le persécuter, et que toutes les traces inflammatoires eurent disparu, M. Lequinquis fut très-étonné de ne pouvoir rétendre sa jambe. L'ankylose avait succédé aux désordres inflammatoires, quoiqu'elle parût complète, il n'en existait pas moins de fortes douleurs lorsqu'il voulait faire des efforts, soit pour l'extension, soit pour la flexion. Enfin, depuis six ans, la jambe formait avec la cuisse un angle obtus. Lorsque, le 12 août, il se soumit à l'opération, elle fut pratiquée en présence d'un grand nombre

de célébrités médicales; quoiqu'elle dût être douloureuse
à cause de la sensibilité qui existait encore dans le genou ,
cependant elle ne fit pas pousser le moindre cri à M.
Lequinquis; elle dura une demi - minute ; il fut traité
comme les précédents, et l'opération eut le plus beau
succès. Malgré qu'il y avait à craindre le retour du rhumatisme inflammatoire , qui se faisait ressentir même peu
de jours avant l'opération, ou le retour de la goutte , aucun
de ces accidents n'ont reparu. Cet homme a été si content
et si joyeux de voir sa jambe ramenée dans sa rectitude
qu'il n'osait plus la fléchir. Six semaines ont été nécessaires
pour qu'il ait été à même de marcher. Depuis ce temps ,
il n'a cessé de se promener avec facilité et sans ressentir
la moindre douleur dans le genou ; il vient de quitter Paris ,
emportant l'espoir d'être renvoyé par le gouvernement
dans les lointains voyages où il avait recueilli une maladie
qui , ci-devant, ne laissait aucun espoir de guérison.

La reconnaissance de M. Lequinquis fut si vive qu'il
m'en donna les témoignages les plus flatteurs, et que
chaque jour il se plaisait à écrire à ce sujet à ses amis ou
à moi, comme pressé d'épancher un sentiment qui se dé-
bordait de son cœur.

Voici en quels termes est conçu le passage d'une lettre
qu'il adressa le 24 janvier 1840 de *Perros Guirec* (Côtes-
du-Nord), à M. le docteur Bérard, membre de l'académie
de médecine de Paris :

« En arrivant à Caen, j'y retrouvai M. Eugène Lam-
» bert, docteur-médecin, et frère de votre compatriote
» M. Lambert, directeur des bains russes et orientaux, à
» la cité d'Orléans. Il trépignait d'enchantement de me
» voir entre ses mains, et je m'aperçus immédiatement de
» l'impatience bien vive qu'il avait, non-seulement de
» connaître la manière dont j'avais été opéré, mais surtout

» d'examiner l'état du genou. Je fus donc au-devant de ses
» désirs, et lui proposai d'examiner ma cure merveilleuse,
» si cela pouvait l'intéresser le moindrement. Il fut ravi
» de ma proposition, me serra la main fort affectueuse-
» ment, et nous nous retirâmes dans un cabinet à part.
» Je lui livrai mon genou droit ; il l'examina, le palpa, le
» fit mouvoir dans toutes ses fonctions naturelles, s'en
» éloigna de deux pas, et se croisant les bras, il dit : je
» savais votre genou par cœur, c'est un miracle de le voir
» rendu à son état naturel ; enfin depuis 3,000 ans, la
» doctrine médicale avait prononcé l'incurabilité de l'an-
» kylose, mais voilà le problème résolu. Je suis fier, mon
» cher M. Lequinquis, de vous voir debout et surtout que
» cette découverte sublime appartienne à un Comtois, car
» je suis Comtois moi-même. »

Le 24 janvier 1840 il m'avait écrit, entr'autres choses
fort aimables, ces lignes :

« A St. Brieuc, je passai une partie de la soirée et tout
» le lendemain avec bon nombre de mes vieux amis, qui,
» comme ceux du Hàvre et de Caen, furent aussi étonnés
» qu'enchantés de la cure merveilleuse opérée sur mon ge-
» nou par M. le docteur Louvrier.
» La nouvelle de ma guérison m'ayant précédé, force me
» fut de m'arrêter deux jours à Guingamp, d'où enfin je fi-
» nis par me rendre à Lannion, ma ville natale, où je de-
» meurai quatre jours. Les principaux médecins du pays me
» visitèrent, et, comme St. Thomas, ne crurent au prodi-
» ge qu'après avoir non-seulement vu, mais encore minu-
» tieusement examiné, palpé, et m'avoir fait faire l'exercice
» d'un chien caniche, en me demandant de marcher sans
» béquilles ni canne et de faire des conversions à droite,
» à gauche, ce que j'exécutai avec régularité, aisance et
» bonheur dans l'intérêt de la science et de l'humanité ; et

» terminai par tomber d'aplomb, les deux talons à terre,
» les deux jarrets également tendus, le haut du corps en
» avant, les épaules légèrement effacées, la tête droite, les
» bras le long du corps, enfin dans la position véritable du
» soldat sans armes. »

M. Lequinquis aimait à ramener ses conversations
avec ses amis sur la cure merveilleuse dont il était en-
chanté. Il improvisait des couplets dont il m'envoya quelques échantillons. Pour abréger, je ne citerai que ces vers :

« Délivré de mes béquilles,
» J'irai dans les pays lointains,
» Prôner chez tous les humains
» Le consolateur des familles.
» Honneur à Louvrier !
» Marchons, marchons, etc.

L'envoi de ces petites bluettes était ordinairement as-
saisonné de mille choses agréables. Celui-ci est terminé
de la manière suivante :

« Bouts rimaillés pour souvenir de reconnaissance éter-
» nelle et dévouement sans bornes,
» A Monsieur le docteur Louvrier, de la part de son
» désankylosé et radicalement guéri,

» Jh. LEQUINQUIS. »

Dixième opération.

Madame Lebedel, âgée de 28 ans, vit à la suite de ses
couches se développer dans le genou droit un engorgement
considérable et des douleurs atroces qui déterminèrent
une rétraction des muscles fléchisseurs, et mirent la jambe
dans les conditions voulues pour former avec la cuisse un
angle aigu. L'inspection de cette femme, d'un tempérament lymphatique très-prononcé, ne laissa aucun doute
sur la nature de sa maladie. On lui avait conseillé de se

placer dans l'extension continue; une mécanique de M.
Martin avait été appliquée, mais comme chez tous les
autres malades, sans résultat. Cette machine ayant empêché tous les mouvements possibles avait puissamment
contribué à déterminer le marasme et l'atrophie du membre malade. Depuis quatre ans cette malheureuse femme
était condamnée à marcher avec des béquilles, ne pouvant
adapter une jambe de bois à cause de la sensibilité que
cette inflammation, transformée en tumeur blanche, oc-
casionnait encore à la moindre pression. L'extension s'en
fit le 14 août; la jambe fut amenée à son état de rectitude
en une demi-minute; elle fut immédiatement après placée
dans l'extension au moyen de la planchette. La faiblesse
extrême des muscles contribua à activer sa guérison, la
jambe ne se rétracta pas. Peu de jours après, elle se promenait déjà dans sa boutique; dans le courant de septem-
bre, elle fut *conduite au théâtre*; enfin, quelques douleurs
se sont fait sentir encore quelque temps après l'opération,
mais tout ce qui avait le caractère de tumeur blanche a
disparu. Madame Lebedel a repris de l'embonpoint, sa
jambe est dans la rectitude la plus parfaite, toutes douleurs
ont disparu. Guérison complète, moins la mobilité.

Onzième opération.

La onzième opération a été faite à l'hôpital de la Charité, sur une femme qui n'avait rien qui pût rassurer sur
la crainte d'un insuccès. C'était une femme de 40 ans,
d'une constitution éminemment lymphatique, ayant depuis 20 ans une ankylose complète du genou droit avec
flexion à angle aigu de la jambe sur la cuisse. Le genou
était difforme; une luxation non réduite du fémur sur le
tibia, et une luxation de la rotule en dehors, donnaient
au membre, dans un état d'atrophie des plus complets,
un aspect vraiment hideux.

Lorsque j'entrepris de faire la réduction de l'ankylose, j'avais bien la conviction de ne pouvoir réduire une luxation qui avait 20 ans d'existence ; mais en redressant la jambe j'avais aussi la conviction de débarrasser cette malheureuse femme de sa jambe de bois. L'émotion fut grande quand cette femme fut présentée à une pareille assemblée ; mais elle ne le fut pas moins quand, après trente-deux secondes, M. Velpeau annonça que l'opération était terminée, et que la jambe avait repris sa rectitude. Cette femme continua à bien aller ; elle fut placée dans un appareil qui lui tint la jambe sans y laisser exercer le moindre mouvement ; l'intention de l'opérateur n'étant que de lui rendre une jambe droite. Elle marcha une quinzaine de jours après l'opération ; tout fit espérer que la consolidation se ferait parfaitement. S'il est possible de ramener la jambe dans la rectitude avec des difformités aussi graves, il est évident qu'il ne peut se rencontrer de cas incurables.

Voici à ce sujet ce qu'en disait la *Gazette des Hôpitaux* du 16 novembre 1839 :

« Nous avons déjà plus d'une fois entretenu le public de M. le docteur Louvrier, et de sa découverte pour le traitement des ankyloses. Aujourd'hui nous revenons sur un sujet que nous sommes loin d'avoir épuisé : nos lecteurs nous sauront gré de leur faire connaître une des plus belles applications de l'appareil de M. Louvrier ; nous étions présent à l'épreuve qu'il vient d'en faire ; nous n'avançons rien que nous n'ayons vu de nos propres yeux.

» M. Louvrier, après son opération à l'hôpital Necker, et d'autres non moins importantes, dont l'académie de médecine va bientôt recevoir le rapport, pouvait regarder sa découverte comme suffisamment établie, et de plus chercher d'autres épreuves publiques. Mais il n'ignorait

pas, et la *Revue scientifique* d'un journal devait lui prou-
ver bientôt, qu'on ne fait pas accepter facilement un
succès, si légitime qu'il soit. Aussi cherchait-il avidement
une occasion qui pût dissiper tous les doutes, et fermer
la bouche à ceux qui par malveillance ou par intérêt fai-
saient d'un compte-rendu de sa découverte un prospectus
à l'usage de leurs amis. Cette occasion s'est présentée à
l'hôpital de la Charité, dans la clinique de M. Velpeau;
et c'est en présence d'un si bon juge de tout ce qui re-
garde la science, et d'un grand nombre de célébrités médicales, que M. Louvrier, le 5 de ce mois, a justifié de
nouveau l'excellence de son procédé. L'opération se pré-
sentait avec des circonstances qui la rendaient fort difficile, et qui semblaient même devoir en compromettre le
succès. Aussi M. Velpeau, par un sentiment de justice
et de bienveillance pour son jeune confrère, crut-il devoir
prendre d'abord la parole pour faire observer à quel point
le cas était grave et périlleux; il ajouta qu'il ne fallait rien
moins que les succès obtenus jusqu'alors par M. Louvrier,
pour qu'il consentît à lui confier sa malade; enfin, que le
résultat de l'opération, fût-il contraire à ce qu'on devait
raisonnablement en attendre, il ne faudrait rien en conclure contre l'invention de M. Louvrier. Ces paroles de
M. Velpeau, que nous regrettons de ne pouvoir repro-
duire textuellement, donnaient encore plus de solennité
à la circonstance. D'un autre côté, la vue du sujet de
l'opération n'avait rien qui pût rassurer contre la crainte
d'un non-succès. C'était une femme de 40 ans, de constitution éminemment lymphatique, ayant depuis 20 ans
une ankylose au genou droit avec flexion à angle aigu de
la jambe sur la cuisse. Le genou était difforme; une luxation non réduite du fémur sur le tibia, et une luxation
de la rotule en dehors, donnaient à ce membre, dans un
état d'atrophie des plus complets, un aspect vraiment
hideux.

» L'émotion était grande, on le croira facilement, quand la malade fut placée sur l'appareil de M. Louvrier ; mais la surprise ne le fut pas moins, quand, *après trente-deux secondes*, M. Velpeau, qui tenait sa montre à la main, annonça que l'opération était finie. En effet, *la jambe* (1) *avait repris sa rectitude, et l'articulation sa mobilité.* Mais il n'est pas vrai, comme l'ajoute l'autorité que nous citons, que ce furent de la part de la malade des douleurs et des cris à faire frémir les assistants. Sur ce point, comme sur quelques autres détails, nous renvoyons le savant rapporteur au témoignage de tous ceux qui avaient des yeux pour voir et des oreilles pour entendre. Ceux-là, et quelques autres aussi, une fois l'appareil enlevé, s'approchèrent de la malade, et purent s'assurer par eux-mêmes que la démonstration faite par M. Louvrier était complète.

» On exerça sur la jambe opérée des mouvements d'extension et de flexion, sans que la malade accusât la moindre douleur. Un résultat si complet, obtenu dans un espace de temps si court, valut à l'habile opérateur des applaudissements et des félicitations presque unanimes. Après tant d'efforts, d'expériences coûteuses, de dégoûts mêmes, il recueillait la récompense qui devait le plus flatter son amour-propre : les suffrages d'une pareille assemblée, et l'approbation sans réserve de l'illustre professeur de clinique chirurgicale.

» Nous n'essaierons pas ici de décrire l'appareil de M. Louvrier ; nous n'avons fait que l'entrevoir, et ce n'est pas en quelques minutes qu'on peut saisir l'ensemble d'une machine compliquée où tout est combiné pour la précision la plus rigoureuse et la plus grande rapidité possible de l'opération. L'essentiel était de constater, dans

(1) Voir dans le Constitutionnel du 8 novembre 1839 l'article de M. le docteur Is. Bourdon.

l'intérêt de la science et des malades, les effets d'une découverte qui n'a pas encore reçu assez de publicité. Dé-
sormais la guérison des ankyloses, qu'on ne tentait même
pas sérieusement jusqu'ici, n'a plus rien que de facile.
Le seul tort de M. Louvrier, c'est qu'il est étranger, in-
connu dans ces pays, où il est si mal-aisé de se produire
soi-même, sans proneurs et sans amitiés profitables ; et
qu'ayant fait ce qu'on regardait comme impossible, il se
trouve avoir raison contre tout le monde. Mais aussi
pourquoi M. Louvrier a-t-il mis tant d'obstination dans
son fait ? il devait savoir qu'il n'est permis d'inventer qu'à
Paris, et que prétendre à cette gloire, quand on vient
d'une petite ville de Franche-Comté, c'était une imper-
tinence, un crime de lèse-capitale, que les rebuffades de
messieurs tels et tels, et les façons méprisantes de quelques apprentis - médecins ne pouvaient lui faire expier
trop rudement. »

Douzième opération.

Le 18 novembre, j'entrepris d'opérer une jeune fille
âgée de 16 ans, mademoiselle N., rue de l'Entrepôt,
n° 27, qui, depuis l'âge de cinq ans, était affectée d'une
ankylose complète, occasionnée par une tumeur blanche
qui avait amené sa jambe à l'état de flexion à angle
aigu sur la cuisse, avec complication de luxation déjà
fort ancienne du tibia, en arrière des condyles du fémur,
et déplacement de la rotule en dehors. L'opération a été
faite avec la même facilité que de coûtume, et a permis à
la jeune malade d'appuyer toute la plante du pied sur le
sol trois jours après le redressement du genou. Le succès
s'est maintenu aussi sûrement qu'on pouvait l'espérer ;
aucune inflammation ne s'y est manifestée ; la locomotion
s'est faite pendant quelques mois au moyen du petit appareil qui suppléait à la faiblesse des muscles. L'atrophie de

la jambe a disparu ; la santé de la malade n'a point été altérée. La guérison est complète.

Treizième opération.

Le 22 novembre, à l'hôpital Beaujon, dans le service de M. Langier, au n° 35 de la salle Ste. Isabelle, était une femme âgée de 21 ans, qui, ayant été atteinte il y a deux ans, pendant le temps d'une grossesse, d'une violente arthrite au génou gauche, avait vu sa jambe se fléchir très rapidement à angle droit. Depuis 15 mois l'articulation du genou était enkylosée incomplètement, car de légers mouvements de flexion et d'extension étaient encore permis ; mais la rotule déviée de sa position était adhérente par sa base à la partie antérieure du condyle externe du fémur. L'opération faite avec le même succès a mis la jambe dans un état de rectitude parfaite, qui permit à la malade, neuf à dix jours après l'opération, de se porter dessus et de s'en servir. Quelques douleurs existaient de temps en temps dans l'articulation ; mais elles n'étaient que la continuation de celles existantes avant l'opération. La partie antérieure du genou était tuméfiée ; la moindre pression déterminait de fortes douleurs ; un engorgement fluctuant existait autour de la rotule. Le tout a disparu depuis l'opération ; et cette femme est sortie guérie peu avant mon départ de Paris.

Quatorzième opération.

Au numéro 46 de la salle Beaujon était un homme âgé de 28 ans, nommé Blancart, employé dans les contributions indirectes, arrivé de Brest, avec une ankilose du genou gauche à angle presque droit, datant de quatre années, et produite par une suite d'abcès à la partie moyenne de la cuisse, qui était encore en suppuration. Cette circonstance grave, considérée par les médecins célèbres qui étaient présents, tels que MM. Margolin, Bérard, Laugier, Bouvier, etc. etc., comme devant s'opposer aux tentatives de réduction, plus une augmentation considérable du fémur, qui pouvait faire craindre une dégénérescence dans cet os, ne m'empêchèrent pas de le soumettre à l'opération. L'opinion des médecins ci-dessus eut une grande influence sur ma manière de voir, je pris des précautions minutieuses pour éviter les accidents redoutés, la fracture du fémur par exemple. Le point d'appui qui se prend ordinairement sur l'extrémité inférieure du fémur fut pris sur la partie supérieure du tibia ; la rotule qui se trouvait soudée à la partie antérieure et inférieure des condyles s'est opposée à la réduction complète. Les dispositions prises pour ne pas fracturer le fémur, ont contribué, tout en rendant au membre sa rectitude, à déterminer une demi-luxation du tibia en arrière. Cette disposition ne s'opposa pas à ce que le sieur Blancart pût se servir de son membre, et se trouver débarrassé des appareils locomoteurs, béquilles et cannes. Malgré la légère difformité qui existe au genou, le susnommé Blancart n'a eu que quelques légères douleurs dans le genou après l'opération. Huit jours après l'opération, qui a eu lieu le 22 novembre, il voulait déjà repartir pour son pays. Enfin, il a quitté l'hôpital Beaujon le 8 décembre, satisfait on ne peut plus de pouvoir placer son talon sur le sol, espérance qu'il n'avait jamais osé concevoir.

Quinzième opération.

Dans la rue Saint-Honoré, n.º 163, le 25 novembre, une opération a été faite en présence d'un grand nombre de médecins distingués, MM. Louis, Bérard, Jobert, Laugier, Blandin, et beaucoup d'autres médecins et chirurgiens de Paris. Le malade était un homme de 32 ans, qui venait des environs d'Angers pour se faire opérer ;

l'ankylose était complète depuis quatre années environ ,
mais la cause productrice existait depuis une douzaine
d'années. Une chute de cheval avait déterminé un engorgement considérable dans le genou, qui avait fini par céder
après plusieurs années de douleurs affreuses. Quelques
années s'étaient écoulées sans grandes souffrances, seulement il existait toujours beaucoup de gêne dans cette
articulation ; enfin des voyages fatigants et continus ont
déterminé de nouvelles douleurs dans ce membre, qui se
sont terminées par résolution, mais en laissant le membre
fléchi sur la cuisse à angle obtus ; le genou était encore
volumineux ; la peau qui le recouvrait était encore livide,
lisse et tendue ; il était difficile de distinguer si la tuméfaction était due à l'engorgement des parties molles, ou
bien à une hypertrophie du tissu osseux qui forme l'articulation ; la tuméfaction était plus prononcée en dedans
qu'en dehors ; l'ankylose étant complète, la progression
ne s'effectuait qu'à l'aide de l'articulation coxo-fémorale ;
la marche, aidée de bâton ou béquilles, lui faisait éprouver
des douleurs à la partie interne de l'articulation , surtout
quand le pied venait à heurter contre un obstacle ; du
reste, le patient était plein de courage ; il lui tardait d'être
débarrassé de son infirmité qui, disait-il, lui rendait la vie
insupportable. L'opération a eu le même succès que les
précédentes ; de plus, dès le lendemain de l'opération, il
pouvait déjà se promener dans sa chambre, en accusant
bien moins de douleur qu'avant l'opération, portant parfaitement le talon sur le sol et faisant mouvoir l'articulation : déjà plusieurs promenades en voiture avaient été
faites sans en ressentir de mauvais effet. M. Journer est re-
parti du 10 au 12 décembre, content et satisfait d'avoir
recouvré l'usage de son membre.

Seizième opération.

Le 28 novembre, j'opérai, rue L'évêque, n.º 20, un jeune homme de dix-huit à dix-neuf ans, M. Gillet, qui avait une ankylose au genou gauche dès l'âge de trois ans, occasionnée par une tumeur blanche. Le membre se trouvait fléchi à angle obtus sur la cuisse, mais avec adhérence complète de la rotule en devant des condyles du fémur. Au moyen d'une légère modification dans l'appareil l'extension s'est faite avec facilité, la rotule a été parfaitément désoudée et a remonté dans la position qu'elle occupe dans l'état de rectitude du membre, ce qui a pu être constaté par tous les médecins qui étaient au nombre de vingt-cinq à trente, présents à l'opération. La douleur de l'opération a été si promptement dissipée, que le jeune malade, à peine débarrassé de l'appareil, s'est rendu à son lit dans une autre chambre, en appuyant son pied entièrement sur le parquet, sans autre aide que le bras d'un assistant. Ce jeune homme ne se rappelait pas d'avoir posé son pied sur le sol, tant il y avait de temps qu'il était affligé par cette infirmité. Quelques légères douleurs ont existé pendant un jour ou deux après l'opération, après lesquels il a commencé à marcher dans sa chambre. Bientôt aucun appareil contentif ne lui fut plus nécessaire ; il fit mouvoir sa jambe d'après toutes les impulsions de sa volonté, en sorte qu'il arriva vite à un état parfait de guérison.

Dix-septième opération.

A l'hôpital Beaujon, salle Sainte-Isabelle, numéro ... était une femme âgée de 45 ans, d'une constitution éminemment lymphatique ; cette femme, du reste syphilitique, portait un chancre vénérien à la jambe droite, qui avait déterminé une rétraction si forte des muscles fléchisseurs,

que la jambe formait avec la cuisse un angle très-aigu.
Cet état de flexion existait depuis 4 ans. Elle fut soumise
à l'extension le 3 décembre 1839 ; l'extension s'est opérée
avec facilité, malgré l'extrême rétraction des tendons ;
une légère déchirure s'est faite à la partie postérieure du
genou. La malade fut confiée aux soins d'un élève interne
qui, peu de jours après l'opération, voulant voir cicatriser
une plaie de 1 à 2 centimètres qui n'existait que sur la
peau, enleva un appareil contentif et réfléchit la jambe sur
la cuisse. L'honorable M. Marjolin, ayant vu que cette
femme n'était point traitée conformément à mes prescriptions, m'écrivit en ces termes :

    « Monsieur et honoré confrère,
  » Je vous engage, dans l'intérêt de la malade opérée
» par vous il y a une huitaine de jours dans la salle Sainte-
» Isabelle, à venir aujourd'hui même la voir.
  » Recevez, etc.
    » Beaujon, le 13 décembre 1841. »

Je m'empressai d'aller la voir ; à mon grand étonnement
je lui trouvai la jambe réfléchie sous la cuisse ; je fus
obligé de la remettre dans sa rectitude, non sans peine.
La plaie légère qui existait au jarret prit le caractère du
chancre qui couvrait la moitié de la jambe. On laissa la
malade dans l'extension. Dans le courant du mois suivant
une rétention d'urine survint : elle mourut de consomption.
Les poumons furent trouvés farcis de tubercules, et la
vessie remplie de pus. La mort fut la conséquence de sa
maladie vénérienne, et d'une phthysie ancienne.

Dix-huitième opération.

A l'Hôtel-Dieu, dans le service de M. Blandin, est en-
trée dans le courant de novembre, une femme âgée de 38
ans, Mad. Lobrot. Cette femme, par suite d'une inflammation très considérable, voyait depuis 12 ans, sa jambe se
fléchir à angle très aigu sur la cuisse. Tous les traitements

échouèrent ; il fut impossible, même après la disparition
de l'inflammation, de rétendre la jambe ; elle resta fléchie
sans cependant que les surfaces contiguës se fussent re-
collées, c'est-à-dire qu'il existait encore de légers mouvements. La partie supérieure du tibia placée sous la partie postérieure des condyles du fémur, joint à cette disposition défavorable, la rotule ayant été entraînée à la partie antérieure et inférieure des condyles du fémur, était
devenue adhérente dans cette position et complètement
ankylosée. Les difficultés étaient immenses, tant pour placer l'appareil que pour rompre les adhérences de la rotule, et ramener le membre dans sa rectitude. Toutes les
difficultés furent vaincues le 4 décembre. L'opération faisait craindre les plus grands insuccès ; mais heureusement
rien de défavorable n'est survenu. L'extension des parties
molles offrant une résistance extraordinaire, ont été quelques jours après un peu noirâtres, mais le membre a conservé sa rectitude, et les douleurs ont entièrement disparu
dans l'espace de quelques semaines ; en sorte que la guérison fût parfaite.

Dix-neuvième opération.

La femme opérée à l'hôpital de la Charité avait la jambe
fléchie à angle droit. L'ankylose était incomplète. La rotule était fixée au condyle externe du fémur. La jambe était
atrophiée ; le pied était tourné de manière que la pointe
formait un angle droit avec la partie externe de la jambe.
L'opération en fut faite le 27 décembre. La position vicieuse du pied empêcha de fixer solidement le brodequin,
afin que la tige transversale dont il est armé pût se placer
sur les deux litiaux de la mécanique. Dans l'extension le
brodequin s'arracha. Ainsi l'extension ne se fit pas aussi
complètement que si cet accident ne fût pas arrivé ; au reste, l'extension s'était faite sans accident, et elle était assez
complète pour que la jambe restât dans la rectitude en s'ai-
dant de la petite planchette ordinaire ; celle-ci fut placée,
mais contrairement à mon habitude. Je ne mis sur le genou
qu'une compresse trempée d'eau-de-vie camphrée ; la
jambe fut amenée avec assez de difficulté à la rectitude au
moyen de la planchette, mais cependant j'y parvins. La

femme accusa quelques douleurs qui ne furent pas de longue durée. Vingt-quatre heures après je retirai la planchette; la jambe se rétracta à peine. Je fus étonné de voir une petite tache grisâtre sur la partie antérieure du fémur, sensible encore au toucher. Je mis un cataplasme de farine de lin et replaçai la planchette. Elle resta dans cet état 48 heures. Deux jours après on plaça le bandage inamovible contre ma volonté; pendant que l'élève le plaçait je lui observai que je ne le laisserais pas; alors il s'empressa d'aller trouver M. Velpeau, le chef de service, qui lui dit de faire ce qu'il lui avait ordonné. Six à sept jours après, voyant que cette femme souffrait, j'enlevai le bandage; la partie grisâtre avait un autre caractère : une eschare, qui n'avait que l'épaisseur de la peau, était détachée et fut enlevée facilement, ce qui eut lieu 15 jours après l'opération. Elle fut replacée dans le bandage inamovible, toujours contre ma volonté, et traitée comme on le jugea à propos. Une bouteille de Vichy fut sa seule tisane et sa seule nourriture pendant 15 jours. Dans l'intervalle du premier appareil inamovible au second, je lui avais placé le soulier avec les deux attelles, comme je fais à tous; elle a pu se promener dans la salle, sans même éprouver de douleurs; enfin on a jugé à propos de lui remettre un bandage inamovible, et c'est depuis que la plaie a pris de l'extension. Voyant cela, j'ai dû penser que cette plaie aurait le résultat affreux des plaies d'hôpital, que l'influence méphitique aggraverait considérablement : on s'est opposé à ce qu'elle fût placée dans des conditions plus favorables, et même à ce que je pusse voir sa jambe. Ce n'est que le 4 février qu'elle a été enlevée par sa famille, moi servant d'intermédiaire. Malheureusement le délire qui existait depuis une quinzaine de jours ne laissait plus de doutes sur la résorption. Son état avait été pendant quelques jours plus satisfaisant; mais la poitrine a été prise si violemment qu'elle a succombé le 8 février, à 11 heures du soir. Toute suppuration avait cessé depuis trois jours.

Vingtième opération.

Cette opération fut faite sur un homme habitant la rue L'évêque, n° 11. Cet homme avait eu dans son bas âge la jambe écrasée sous une voiture, le genou avait été surtout trituré; il fut porté dans un hôpital où il resta un grand nombre d'années. Des abcès extra et intra-articulaires eurent lieu; après une suppuration de plusieurs années, la cicatrisation s'en fit, mais la jambe se trouvait fléchie à angle droit sur la cuisse; le genou n'était plus qu'une masse hétérogène énorme; l'ossification des surfaces était parfaite; la jambe était dans une atrophie complète; la circulation ne se faisait que par des anastomoses. L'opération se fit avec toute la résistance qu'offre une consolidation de plus de 18 ans; mais aucun accident n'arriva; seulement la planchette qui fut placée sur le genou s'opposa à la circulation; le pied se sphacéla. Un travail de deux mois fut nécessaire pour l'élimination de la partie sphacélée; et après la guérison eut lieu.

Vingt-unième opération.

Mademoiselle Déchannet, de Troyes, fut opérée en présence de tous les médecins de cette ville, et d'une grande quantité d'autres médecins des environs. Elle était âgée de 40 à 45 ans, d'une constitution nerveuse. Par suite de maladie elle vit sa jambe se fléchir et obligée de marcher avec des béquilles; la jambe était très atrophiée et la rotule adhérente sur la partie externe des condyles. L'ankylose était incomplète. L'extension se fit facilement; le membre fut difficilement maintenu à sa rectitude, à cause de son état nerveux qui l'empêchait de supporter le moindre appareil contentif; mais avec un régime sédatif elle est arrivée à une guérison satisfaisante.

Vingt-deuxième opération.

Cette opération fut faite dans le courant de mars 1840, sur un homme âgé de 40 ans environ, M. Verner commis, quai des Célestins, n° 10, à Paris. Cet homme avait dès son bas âge une jambe ankylosée par suite de rhumatisme articulaire, et était doué d'une constitution lymphatique nerveuse. Il y avait une vingtaine d'années qu'il ne pouvait marcher qu'à l'aide de béquilles et bâtons. L'opération était difficile, à cause de l'atrophie de la jambe et de la cuisse : je ne savais comment placer dessus mon appareil. Enfin, cependant j'en fis l'application, et l'opération eut les suites les plus heureuses. Peu de semaines après cet homme se promenait dans les rues, aidé seulement d'un petit bâton. Plus tard il a tout abandonné. Sa jambe a repris de la rectitude, et la guérison a eu lieu.

Vingt-troisième opération.

Mademoiselle R., âgée de 18 ans, portait à la jambe gauche une ankylose depuis l'âge de trois ans. Sa jambe était fléchie dans deux sens opposés. D'abord il y avait flexion de la jambe sur la cuisse à angle droit, puis dans cette position vicieuse la jambe était arquée, de manière à ce que le genou gauche touchait le droit, et le pied s'éloignait considérablement de l'axe du corps; joint à cela, le membre était cruellement atrophié : la marche ne pouvait s'effectuer qu'à l'aide de béquilles. Elle s'est soumise à ma méthode dans le courant du mois de mai 1840. L'extension s'est faite sans aucun accident; il n'est pas survenu la moindre inflammation dans le genou. La jambe a été maintenue droite, au moyen d'un nouvel instrument, pendant quelques semaines, puis abandonnée à elle-même; les muscles ne se sont pas rétractés, la jambe a conservé sa rectitude; la force était encore moindre que du côté opposé; mais cela n'est point étonnant : après en avoir été privée pendant 15 ans il fallait au moins un an ou deux pour que le membre égalât l'autre en force.

Vingt-quatrième opération.

François Martin, âgé de 11 ans, de Bretonvillers, canton du Russey, avait la jambe ankylosée depuis cinq ans par suite d'une fièvre scarlatine. Il est arrivé chez moi aidé de deux béquilles, et la jambe gauche fléchie à angle droit sur la cuisse; le genou volumineux et une vaste plaie, avec tous les caractères scrofuleux, occupant la partie interne du genou d'une étendue de 10 à 12 centimètres, avec fluctuation intra et extra-articulaire; il existait à peine de mouvement et la jambe était complètement atrophiée. Ce cas effrayant ne m'a point empêché de le soumettre à l'extension brusque : c'est une de celles qui ont été couronnées du plus beau succès. L'enfant n'a presque point accusé de douleur, et la plaie a marché très-rapidement vers sa cicatrisation. Le traitement interne a contribué aussi puissamment à fortifier le tempérament du jeune homme; il s'est guéri en conservant les mouvements entiers dans l'articulation et la rectitude la plus parfaite.

Vingt-cinquième opération.

Paul Benoit, enfant d'Arc-sous-Montenot, âgé de six ans, avait eu une tumeur blanche dans l'articulation du genou, suite d'un coup qui avait déterminé une demi-luxation en arrière; par suite de l'inflammation qui en était la conséquence, les muscles s'étaient rétractés et la jambe fléchie à angle droit. Tous les traitements avaient été mis en usage d'après les préceptes des médecins des environs, lorsque les parents, ne sachant plus à qui se rendre, me l'amenèrent. Je lui fis l'opération, et rendis à la jambe sa rectitude sans qu'il ait accusé beaucoup de douleur. Peu de jours après, il voulut absolument que je lui misse un petit brodequin avec des attelles, afin de pouvoir, à l'imitation de son petit camarade Martin, sus-dénommé, aller se promener à la rue; ce qu'il fit au bout d'une huitaine de jours après l'opération. Depuis, il n'a cessé de bien aller.

Vingt-sixième opération.

Par suite d'expériences, j'ai pu modifier mon appareil et faire éviter des douleurs inutiles aux opérés. Ainsi, je voulais faire une extension complète, c'est-à-dire, amener la jambe de l'opéré, quelle que fût sa courbure, au plan horizontal en une demi-minute. J'ai pensé que cette extension était inutile; qu'il suffisait de rompre la force de rétractibilité d'une part, et de l'autre, vaincre la résistance osseuse, et que le membre serait dans un jour ou deux, au moyen de la petite planchette, amené à sa rectitude.

J'en ai agi ainsi, et mon essai a été plus heureux que mes espérances.

Le fils de M. Maitrugue, de Saint-Lazare, jeune enfant âgé d'une dizaine d'années, conduisait une voiture de pierres; l'enfant se laissa tomber et la voiture lui passa sur le genou, en tritura l'articulation et la dénuda; la peau était enlevée dans la largeur de 10 centimètres. Comme l'enfant éprouvait des douleurs atroces, la réunion de la plaie fut faite au moyen de points de suture et de bandes agglutinatives, et avec un traitement approprié, l'enfant se guérit, mais avec une ankylose à angle droit.

Les parents me l'amenèrent; je lui fis l'opération avec les précautions sus-indiquées; j'amenai le membre à sa rectitude en deux jours, avec la petite planchette. Huit jours suffirent pour que l'enfant pût marcher librement. Chose extraordinaire, sa mère était venue le voir, il sauta dehors de son lit, enleva tout l'appareil et se sauva à la rue. Dès ce jour, il fut reconduit chez son père où il n'a cessé de courir et marcher aussi librement que si jamais il n'eût été malade. Il n'existe ni raideur dans les mouvements, ni les moindres apparences (sauf la cicatrice) des maladies graves dont il a été atteint.

Comme j'avais eu l'honneur de le dire, à la demande de M. le Ministre du commerce, l'académie avait prié MM. Tillet et Bérard jeune de voir les personnes que j'opérerais pendant mon séjour à Paris. Un de ces messieurs seulement s'est donné la peine de les voir, et a répondu à l'académie qu'en résumé le jugement que l'on devrait porter sur la méthode du docteur Louvrier, eu égard au petit nombre d'accidents qui étaient arrivés après une opération en apparence aussi effrayante, ne pourrait être que très-favorable; mais le plus souvent le membre reste, après être redressé, dans l'immobilité la plus complète, *et ne joue que le rôle d'une jambe de bois.*

Que la machine du docteur Louvrier est suivie du redressement instantané du membre ankylosé.

Que ce redressement ne donne lieu à aucun accident grave, soit immédiat, soit consécutif.

Que cette machine très-ingénieuse serait d'un emploi dangereux entre les mains d'une personne inexpérimentée; qu'il lui serait difficile d'avance de prévoir la nature de l'ankylose et de déterminer les conditions qui pourraient offrir les chances de succès pour son application.

Je laisse au public le soin d'apprécier la réticence de M. Berrard à sa juste valeur.

Les envieux meurent, dit un vieil adage, l'envie ne meurt jamais. C'est une vérité de tout temps; la nature n'a pas changé, la passion est la même au fond, seulement elle se modifie par les institutions, par les mœurs, et surtout par l'opinion publique.

Quelque habile que soit l'envieux à se couvrir le visage d'un masque, ou à colorer ses paroles du charlatanisme de la vertu, la passion l'aveugle, et tôt ou tard on finit par le démasquer.

Je n'attaque personne, parceque je n'ai pas besoin de justification. Quand quelques centaines de milliers de personnes auront été redressées, peut-être que les incrédules croiront à ma méthode. Les faits existent; ils sont concluants à tel point que pour moi, la guérison d'une ankylose est chose des plus faciles : il y a aussi un choix à faire parmi les sujets ankylosés. Il est vrai que l'opération à faire est une opération qui exige une précision mathématique : peu de chirurgiens possèdent ces qualités.

Mon honorable confrère et ami, M. Mathias, mayor de Lausanne, dans son excellent traité de *chirurgie simplifiée*, s'exprime ainsi :

» Tous les médecins, sans exception, conviendront que leurs connaissances les plus solides sont le fruit d'observations bien faites, et qu'ils ne peuvent jamais compter ni statuer à priori sur l'effet d'aucun agent thérapeutique, sur le résultat d'aucune médication quelconque; tandis qu'entre les mains des chirurgiens, chose étrange, tous les instruments, toutes les machines, tous les procédés manuels relèvent de la mécanique, et peuvent être ramenés à la rigueur des démonstrations les plus exactes. »

Si tous les chirurgiens ne possèdent pas les capacités mécaniques nécessaires, il faut au moins que ceux qui les possèdent s'en servent pour remédier aux infirmités qui accablent l'espèce humaine; c'est dans ce but unique que j'ai établi mon institut, exclusivement destiné au traitement des difformités des membres.

Ankyloses, pieds-bots, luxations non réduites, toutes les déviations des membres, naturelles ou accidentelles.

La maison est vaste; les malades auront tous les agréments désirables. On traitera de gré à gré pour toutes les opérations à faire.

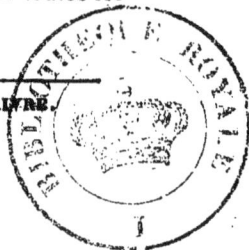

———

PONTARLIER, IMPRIMERIE DE VEUVE FAIVRE.